BEI GRIN MACHT SICH IHR WISSEN BEZAHLT

AF149988

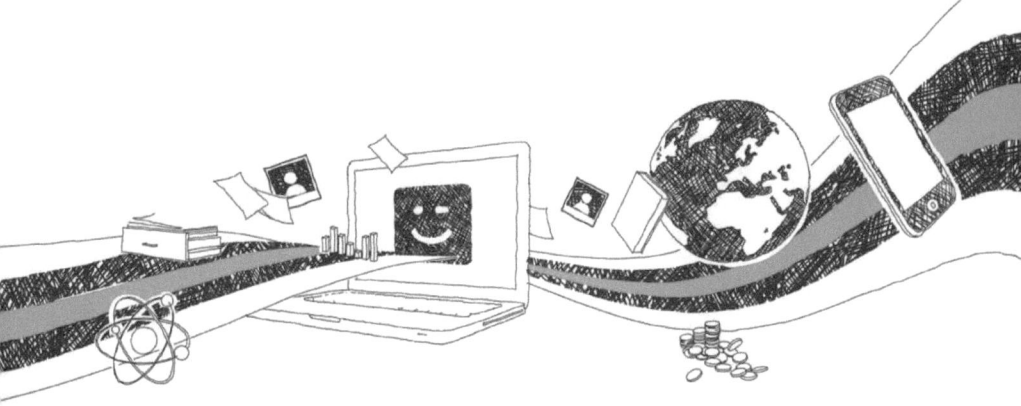

- Wir veröffentlichen Ihre Hausarbeit,
  Bachelor- und Masterarbeit

- Ihr eigenes eBook und Buch -
  weltweit in allen wichtigen Shops

- Verdienen Sie an jedem Verkauf

Jetzt bei www.GRIN.com hochladen
und kostenlos publizieren

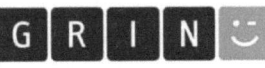

Bibliografische Information der Deutschen Nationalbibliothek:

Die Deutsche Bibliothek verzeichnet diese Publikation in der Deutschen National-
bibliografie; detaillierte bibliografische Daten sind im Internet über http://dnb.d-
nb.de/ abrufbar.

Impressum:

Copyright © 2015 GRIN Verlag, Open Publishing GmbH
Druck und Bindung: Books on Demand GmbH, Norderstedt Germany
ISBN: 978-3-668-06432-4

Jana Harich

10 Jahre Fallpauschale. Das DRG-System in den deutschen Krankenhäusern

Geht eine leistungsorientierte Krankenhausvergütung mit einer hohen Behandlungsqualität einher?

GRIN Verlag

GRIN - Your knowledge has value

Der GRIN Verlag publiziert seit 1998 wissenschaftliche Arbeiten von Studenten, Hochschullehrern und anderen Akademikern als eBook und gedrucktes Buch. Die Verlagswebsite www.grin.com ist die ideale Plattform zur Veröffentlichung von Hausarbeiten, Abschlussarbeiten, wissenschaftlichen Aufsätzen, Dissertationen und Fachbüchern.

Besuchen Sie uns im Internet:

http://www.grin.com/

http://www.facebook.com/grincom

http://www.twitter.com/grin_com

Hochschule Fresenius

Fachbereich: Krankheitsformen und

Versorgungsalternativen

Studiengang: Angewandte Psychologie

Studienort: München

10 Jahre Fallpauschale. Das DRG-System in den

deutschen Krankenhäusern

Geht eine leistungsorientierte Krankenhausvergütung mit einer hohen

Behandlungsqualität einher?

Jana Harich

Abgabedatum: 09.02.2015

I Inhaltsverzeichnis

II Abbildungsverzeichnis

Abb. 1   Destatis, Statistisches Bundesamt (2012). *Gesundheit – Kostennachweis der Krankenhäuser.* Verfügbar unter: https://www.destatis.de/DE/Publikationen/Thematisch/Gesundheit/Krankenhaeuser/Kostenna chweisKrankenhaeuser2120630137004.pdf?__blob=publicationFile (16.01.2015).

Abb. 2
http://www.hplus.ch/fileadmin/user_upload/Veranstaltungen/H__Fachseminar/2010/Deutsch/ 07_DRG_Projekt_Kurzfassung.pdf

Abb. 3   http://drei.verdi.de/2012/ausabe-41/standpunkt/seite-3/personalentwicklung-und-fallzahlen-2000-bis-2010/image/7ba6725c-57de-11e1-532f-0015c5f266ac

III Tabellenverzeichnis

Tab. 1:   Sens, B., Wenzlaff, P., Pommer, G., Hardt, H., (2009). *DRG- induzierte Veränderungen und ihre Auswirkungen auf die Organisationen, Professionals, Patienten und Qualität.* In: Berichtsband des Zentrums für Qualität und Management im Gesundheitswesen, Hannover: Qualitätsinitiative, Niedersächsischer Verein zur Förderung der Qualität im Gesundheitswesen e.V.

Tab. 2:   http://www.g-drg.de/cms/Begleitforschung_gem._ 17b_Abs._8_KHG/%28help%29/3022/#download-3022 (15.12.2014)_9

Tab. 3:   http://www.g-drg.de/cms/Begleitforschung_gem._ 17b_Abs._8_KHG/%28help%29/3022/#download-3022 (15.12.2014)_9

Tab. 4   http://www.g-drg.de/cms/Begleitforschung_gem._ 17b_Abs._8_KHG/%28help%29/3022/#download-3022 (15.12.2014)_10

IV Abkürzungsverzeichnis

DRG   Diagnosis Related Groups

BDO   Wirtschaftsprüfungsgesellschaft

MDK   Medizinischer Dienst der Krankenkassen

DKG   Deutsche Krankenhausgesellschaft

ZQ   Zentrum für Qualität und Management im Gesundheitswesen

1. Grundlagen des DRG Systems

DRG steht für „Diagnosis Related Groups" im deutschen „diagnosebezogene Fallgruppe",
welches Ende 2004 in Deutschland verpflichtend für alle Krankenhäuser in individuellen
Schritten eingeführt wurde. Jedoch lässt sich schon im Voraus durch die freiwillige
Teilnahme seit 2003 festlegen, dass die Einführungen des DRG-Systems erhebliche
Auswirkungen ausgelöst haben. Auf nähere Details wird im Verlauf dieser Arbeit näher
eingegangen.

Innovationen in der Medizin, Globalisierung und die Demographie lassen einen deutlichen
Wandel im Gesundheitssystem Deutschland aufweisen. In Zukunft gibt es immer weniger
Versicherungszahler. Dies hat zur Folge, dass durch die geringeren Einnahmen ein
Rationalisierungseffekt eintreten wird und somit die Leistungserbringer einem immer höheren
Konkurrenzdruck, speziell Krankenhäuser, ausgesetzt sind. Durch das DRG-System führen
andere Rahmenbedingungen zu Erfolgen in der Gesundheitswirtschaft. Somit wurde 2004 die
Tagespauschale von den Fallpauschalen abgelöst (Kölking, 2007).

1.1 Abrechnungssystem DRG

Das DRG-System ist ein Fallpauschalensystem für eine neue Patientenklassifikation. Eine
Fallpauschale steht dabei für eine Klassifikation eines Patienten anhand bestimmter Merkmale
wie Haupt- und Nebendiagnosen, Komorbidität oder Beatmungsstunden (Kölking 2007).

Die Kostenreduzierung, eine Erzeugung von Transparenz der Leistungen und eine
Verbesserung der Behandlungsqualität sind drei Hauptziele des DRG-Systems. Bisherige
Forschungen haben einen erheblichen Anstieg der Verwaltungsaufgaben verzeichnet, welcher
zu einer Verfehlung der Ziele führen kann. Im Folgenden macht die Arbeit eine
Bestandsaufnahme des Systementwicklungsprozesses. Zunächst werden DRGs kurz vorgestellt,
bevor auf die theoretischen und empirischen Wirkungen des Systems eingegangen wird.
Abschließend wird die Thematik mit ihren Vor- und Nachteilen diskutiert (Stausberg, 2009).

1.2 DRG-Einführung in Deutschland, Erkenntnisse und Kosten

Im Entwicklungsprozess liegt das Hauptaugenmerk auf der Qualität und den Kosten. Die
Auswirkungen dieser beiden Kernelemente stehen zur Diskussion. Bereits vor der Einführung
hat man mit der Über-, der Fehl- und der Unterversorgung drei wichtige Beobachtungspunkte
bzgl. der Versorgungsqualität herausgestellt. Die Versorgungsqualität ist eine Kombination
medizinischer Qualität und Patientenzufriedenheit (Lüngen et. al., 2002). Medizinische

Qualität definiert das amerikanische IOM als den Grad, mit welchem medizinische Leistungen die Wahrscheinlichkeit zur Erreichung gewünschter positiver Ergebnisse für einzelne Behandlungsfälle und Patientengruppen im Einklang mit aktuellem Fachwissen verbessern (IOM, 1990) Es zeichnet sich ab, dass die Fallkosten die neue erlösmaximierende Größe werden und somit die Verweildauer aus dem Pflegesatzsystem ablösen. Durch die Definition unterer und oberer Verweildauergrenzen spielt die Verweildauer weiterhin eine bedeutende Nebenrolle (De Zeeuw et. al., 2006). Fallkosten führen bei Krankenhäusern zu Verlusten, wenn sie höher sind als die entsprechenden fallbezogenen DRG-Erlöse und wenn sie niedriger sind, zu Gewinnen (Lüngen et. al., 2001). Diese Neuregelung kann laut Erfahrungen zu drei Effekten, dem Fallsplitting, der Spezialisierung und der Rosinenpickerei führen (Sens et. al., 2010).

1.2.1 Fallsplitting

Der Erlös kann durch eine nicht medizinisch notwendige Aufsplittung der Krankenaufhalte gestiegen werden, dabei wird die Fallzahl künstlich erhöht. Jedoch wurde 2004 dem Problem eine bestimmte Entlassungszeit vorgegriffen, sodass der gleiche Patient beziehungsweise Kunde eine bestimmt Zeit entlassen sein musste, um bei Neuaufnahme einen neuen Fall eröffnen zu können. Mit dieser Maßnahme wird das Fallsplitting erschwert und dürft es für die Leistungserbringer unattraktiv gestalten (Sievert, 2011).

Jedoch wird auch dieses System geschickt umgangen. Regional benachbarte Krankenhäuser arbeiten zusammen und verlegen ihre Patient so, dass zwei voll abrechenbare Fallpauschalen möglich sind. Im Krankenhaus A wird zum Beispiel die rein internistische-konservative Versorgung durchgeführt und im Krankenhaus B die chirurgischen Eingriffe. Laut Gesetz spricht dem nichts entgegen, doch dies führt immer wieder zu Einzelfallprüfungen, da Falschabrechnungen der Krankenhäuser vermutet werden (De Zeeuw et. al., 2006).

Krankenkassen erheben immer wieder Vorwürfe, dass die Krankenhausabrechnungen zu Hälfte systematisch falsch erhoben werden. Die BDO (Wirtschaftsprüfungsgesellschaft) schätzt die jährlichen Kosten für die Bearbeitung des Medizinischen Dienstes der Krankenkassen (MDK)-Prüfungen auf ca. 700 Millionen Euro (Flintrop, 2011). Dies belegt auch eine Studie der BDO, welche nachweist, dass 96 % aller Krankenhausabrechnungen unbeanstandet sind. Aus diesem Grund entwickelte die DKG Ende 2011 einen neuen Gesetzgebungsvorschlag zur Neuregelung der Krankenhausabrechnungsprüfung (DKG, 2011).

Tab. 1: Verweildauer- und Wiederaufnahmerateentwicklung in Projektkrankenhäusern seit 2004

Jahr		2004	2005	2006	2007
Verweildauer	Mittelwert	8	8	7	7
	Min. – Max.	6 - 10	6 - 9	6 - 9	6 – 9
Wiederaufnahmerate (Gesamtversorgung)	Mittelwert	1,4%	1,6%	1,4%	1,2%
	Min. – Max.	0,1 – 7,7%	0,1 – 7,8%	0,1 – 7,8%	0,1 – 7,0%

1.2.2 Rosinenpickerei und Spezialisierung

Ein weiterer Kosteneffekt ist die sogenannte Rosinenpickerei, welche die Sorge aufkommen lässt, dass das DRG-System Krankenhäuser dazu drängt, sich immer mehr auf wenige gewinnbringende Leistungen zu spezialisieren, was eine flächendeckende Versorgung der Bevölkerung gefährden könnte. Rosinenpickerei wird dieses Phänomen im Volksmund bezeichnet, es bedeutet die Selektion von Patienten nach der Behandlungsart. Fälle die nicht gewinnbringend sind, werden nicht in das Krankenhaus eingewiesen (Lüngen et. al. 2002a). Kleinere Krankenhäuser waren gezwungen sich Gedanken zu machen, wie sie dem Wettbewerbsvorteil größerer Kliniken entgegenwirken können. Dafür wurde oft das Konzept der Spezialisierung in Betracht gezogen. Dies verringert zwar das Behandlungsspektrum der Klinik, muss aber als Preis für die Realisierung von Kosten senkenden Mengeneffekten in Kauf genommen werden. Ist eine Klinik in einem bestimmten Fachgebiet sehr gut, zieht der Ruf weitere Patienten an und die Fallzahlen steigen. Allerdings zieht Spezialisierung auch gerade die Fälle mit besonderer Schwere an, da solche Schwerpunktfälle nicht unbedingt überall behandelt werden können. Dabei kann das Problem entstehen, dass eine Vielzahl von Schwerpunktfällen, mit weiteren Komplikationen, eine negative finanzielle Auswirkung auf die Klinik haben wird. Die DRG-Fallpauschale kann in solchen Schwerpunktfällen nicht ausreichen, um die Gesamtkosten dieser Härtefälle zu decken (Dr. Knorr, 2003). DRGs werden aus Durchschnittswerten und zusätzlich aus einer landesweiten Basisrate ermittelt und mit einem bundesweiten Relativgewicht bestimmt. Das Relativgewicht wird jährlich neu festgelegt und angepasst. Aus diesem Grund ist eine zu starke Spezialisierung gefährlich. Sollte festgestellt werden, dass mit bestimmten DRGs enorme Gewinne erzielt werden kann, werden die entsprechenden Relativgewichte im nächsten Zyklus angepasst was dem darauf spezialisierten Krankenhaus folglich deutliche Einbußen bringen kann und wird (Lüngen et. al., 2002). Aus dem zweiten Funktionszyklus von 2006 bis 2008 der G-DRG-

7

Begleitforschung kann man deutlich sehen, dass eine solche Spezialisierungswelle nicht eingetreten ist (InEK, 2011).

Tab. 2: Durchschnittliche Anzahl Basis-DRGs die 80% aller Fälle abbilden

Bettengrößenklasse	2006	2007	2008	Veränderung p.a. 2006-2008
1 - 49 Betten	15	14	13	- 5,5 %
50 - 99 Betten	26	25	26	- 0,2 %
100 - 149 Betten	43	42	43	0,5 %
150 - 199 Betten	59	59	58	- 0,9 %
200 - 299 Betten	66	67	67	0,8 %
300 - 399 Betten	75	76	77	1,5 %
400 - 499 Betten	87	89	88	0,8 %
500 - 599 Betten	97	98	100	1,8 %
600 - 799 Betten	101	102	103	1,0 %
800 - 999 Betten	118	122	121	1,5 %
1000 Betten und mehr	148	149	149	0,2 %
ohne Angabe	46	44	30	- 18,7 %
gesamt:	61	60	61	0,5 %

Tab. 3: Durchschnittliche Anzahl Basis-DRGs die 90% aller Fälle abbilden

Bettengrößenklasse	2006	2007	2008	Veränderung p.a. 2006-2008
1 - 49 Betten	23	23	21	- 5,5 %
50 - 99 Betten	42	41	42	0,3 %
100 - 149 Betten	68	68	68	0,6 %
150 - 199 Betten	94	93	93	- 0,7 %
200 - 299 Betten	104	106	106	0,9 %
300 - 399 Betten	117	119	121	1,7 %
400 - 499 Betten	136	140	138	0,8 %
500 - 599 Betten	151	152	156	1,7 %
600 - 799 Betten	156	159	161	1,4 %
800 - 999 Betten	181	187	186	1,3 %
1000 Betten und mehr	222	224	223	0,3 %
ohne Angabe	73	69	48	- 19,0 %
gesamt:	95	95	96	0,6 %

Tab. 4: Durchschnittliche Anzahl Basis-DRGs die 100% aller Fälle abbilden

Bettengrößenklasse	2006	2007	2008	Veränderung p.a. 2006-2008
1 - 49 Betten	60	61	55	- 4,0 %
50 - 99 Betten	112	111	115	1,4 %
100 - 149 Betten	176	176	178	0,7 %
150 - 199 Betten	238	239	238	0,0 %
200 - 299 Betten	270	274	275	0,9 %
300 - 399 Betten	304	309	315	1,8 %
400 - 499 Betten	347	359	356	1,4 %
500 - 599 Betten	382	386	395	1,8 %
600 - 799 Betten	396	407	410	1,7 %
800 - 999 Betten	450	458	459	1,1 %
1000 Betten und mehr	505	508	504	- 0,1 %
ohne Angabe	187	177	118	- 20,4 %
gesamt:	**242**	**243**	**246**	**0,8 %**

Die Tabellen zwei bis vier belegen, dass die Anzahlen von Basis-DRGs in nahezu allen Größenklassen von Krankenhäusern gleich geblieben oder sogar leicht angestiegen sind. Im Gesamtdurchschnitt der drei Tabellen und somit über alle Anteilsklassen sind die Anzahlen der Basis-DRGs im Schnitt um 0,63 % angestiegen. Lediglich bei den kleinsten Krankenhäusern, mit weniger als 50 Betten, konnte in allen Anteilsklassen ein leichter Rückgang der Anzahl Basis-DRGs festgestellt werden (InEK, 2011).

1.2.3 Wurden Kosten durch das DRG-System gespart?

Das Ziel der Kostensenkung wurde nicht erreicht. Es ist ein stätiger Anstieg der Kosten seit 2003 zu verzeichnen. Von 55,7 Mrd. Euro im Jahr 2003 auf 69,7 Mrd. Euro in Jahr 2010. Dies bedeutet einen Anstieg von ca. 20%. (Destatis, 2012).

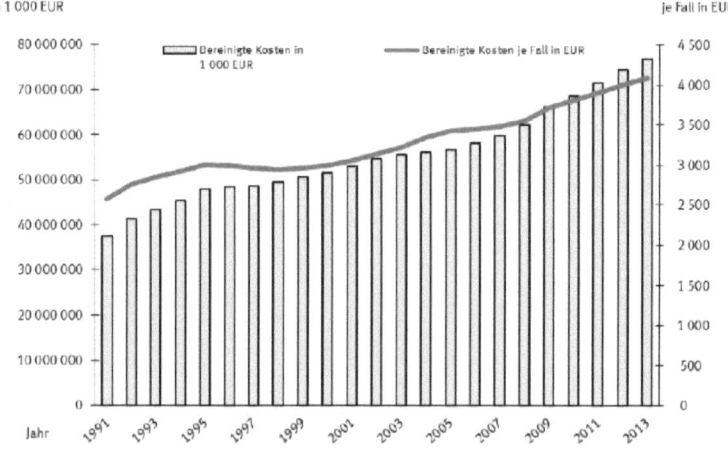

Abb. 1: Bereinigte Kosten

Auf der Abbildung eins ist nochmal deutlich dargestellt, dass seit dem Jahr 1991 bis 2013 (waagrecht) die Fallzahlen (rechte Achse) d. h. die Anzahl der Behandlungen und die Kosten in 1000 Euro (linke Achse) merklich und kontinuierlich ansteigen.

1.3 Vorteile der DRG

Grundsätzlich wird eine zu hohe Verweildauer bzw. Liegedauer vermieden wie im vorrangigen Bericht schon erläutert wurde, ist dies der Weg zum gewinnorientierten arbeiten um Erlöse zu erzielen. Mangelnde Qualität war ein Befürchtungspunkt bei der Einführung der DRGs durch die sogenannte „blutige Entlassung", welcher sich jedoch nicht bestätigt hat und sogar verbessert wurde. Genauer wird im nachfolgenden Text die Behandlungsqualität erläutert. Durch die DRG ist zwischen den Krankenhäusern ein größerer Konkurrenzdruck zu verzeichnen, da nun ökonomischer gehaushaltet werden muss und somit Kosten für die Allgemeinheit gespart werden können (Groß et. al., 2007). Des Weiteren bieten die DRGs Transparenz in der Versorgung und erfasst die Überkapazitäten in manchen Teilbereichen der medizinischen Versorgung (Rau et. al., 2009).

1.4 Nachteile der DRG

Es existieren keine nennenswerte Bezugsgrößen in der Pädiatrie, weshalb Kliniken es schwer fällt wirtschaftlich zu arbeiten, da die DRG unwirtschaftlich berechnet worden sein können.

In DRG werden nur teilweise krankheitsspezifischer Schweregrad und Komplikationen berücksichtigt. Die nicht-medizinischen und die nicht-pflegerischen Kosten sind nicht nach der Größe der Krankenhäuser differenziert trotz unterschiedlichem Leistungsangebot. Außerdem sind viele Abrechnungsbestimmungen für einige Fallpauschalen und Sonderentgelte unterschiedlich interpretierbar.

Es besteht die Gefahr der qualitativ schlechteren Versorgung bei Fallpauschalen, z.b. durch zu frühe Entlassung. Durch die aufgezeigten Nachteile ist eine Risikoselektion (Kosten-, Nutzenrechnung) möglich (Bergers, 2001).

2 Qualitätsbegriff

Im nachfolgenden Text wird genauer auf die Qualität der Versorgung durch das DRG-System eingegangen. Dazu sollte der Begriff Qualität erst mal genauer erläutert und definiert werden. Die Deutsche Gesellschaft für Qualität e. V. definiert Qualität wie folgt: „ Qualität ist die Gesamtheit von Eigenschaften und Merkmalen eines Produktes oder einer Tätigkeit, die sich auf deren Eignung zur Erfüllung gegebener Erfordernisse bezieht" (Zielke, 2004).

Im Zusammenhang mit dem Gesundheitswesen müssen sich folgende Fragen gestellt werden. Wie kann Qualität im Gesundheitswesen beurteilt werden? Qualität aus der Sicht der Patienten, der Angehörigen, der Ärzte, des Pflegepersonals, der Geschäftsführung, der Zuweiser und der Gesundheitspolitik.

Was muss im Gesundheitswesen hinsichtlich der Qualität beurteilt werden? Qualität im Hinblick auf die Wirtschaftlichkeit, Behandlungsdauer, Patientenkomfort, Politische Zwänge, Finanzierungsvorgaben, Privatisierungen und der Renditedruck.

Was sollte stets klar sein, bei der Frage nach der Qualität im Gesundheitswesen? Wer die Qualität beurteilen soll und wer diese misst, das Forschungsdesign sollte festgelegt sein, welches Vergleichsmaß der Qualität hinzugezogen wird und wer bestimmt die Qualität an sich (Hahne, 2011).

3 Behandlungsqualität

Grundsätzlich gibt es sehr verschiedene Angaben über die Veränderung der Behandlungsqualität durch das DRG-System. Sogar empirische Studien kommen auf unterschiedliche Ergebnisse. Unterschiedliche Definitionen, Untersuchungszeiträume und – diagnosen könnten Erklärungen dafür sein.

Das Zentrum für Qualität und Management im Gesundheitswesen, Einrichtung der Ärztekammer Niedersachsen, ist zu dem Ergebnis gekommen, dass die Qualität der unmittelbaren Patientenversorgung im Krankenhaus sich aufgrund der DRG-Einführung nicht signifikant verändert hat. 87% der Medizincontroller/DRG-Beauftragten und 97% der Krankenhausleitungen gaben an, dass die Versorgungsqualität als gleich bleibend oder aufgrund organisierter und bewusst gestalteter Patientenversorgung sogar verbessert wurde (ZQ, o. D.).

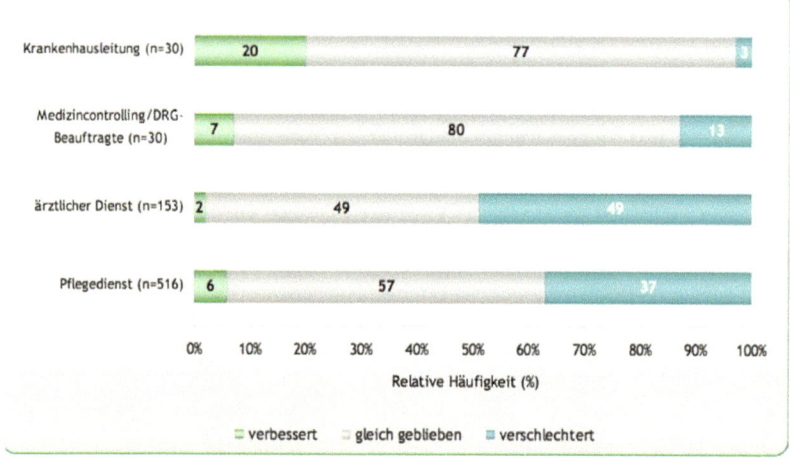

Abb. 2: Veränderung der Qualität der Patientenversorgung auf Grund der DRG-Einführung aus Sicht der verschiedenen Berufsgruppen.

Linke Achse teilt die Daten in die verschiedenen Berufsgruppen ein, „n" steht in diesem Fall für die Stichprobengröße. Die Balken, in der waagrechten Achse, mit den verschiedenen Farben Grün = verbessert, Grau = gleich geblieben und Türkis verschlechtert sollen die Unterschiedlichkeit besser voneinander abheben. Die Zahlen in den Balken geben an, wie viele Personen der einen Berufsgruppe eine Meinung zu dem entsprechenden Feld abgegeben haben. Die Prozentzahl ist die relative Häufigkeit, wie oft ein Merkmal ausgeprägt ist.
Bei den Mitarbeitern auf chirurgischen und internistischen Stationen fällt das Urteil weniger positiv aus. Für etwas mehr als die Hälfte (55%) ist die Qualität im Wesentlichen gleich geblieben, 40% sehen eine Verschlechterung. Unterschiede zeigen sich auch zwischen der Pflege und der Ärzteschaft, 51% der Ärzte geben an, die Qualität sei gleich geblieben oder habe sich sogar verbessert, der gleichen Aussage pflichteten 63% der Pflegekräfte bei (ZQ, o.D).

Das Ergebnis, dass Pflegende, die Qualität schlechter einstufen, war für die Forschung eine Überraschung. Sie beurteilen die Qualität der Patientenversorgung tendenziell schlechter, weil sie eine höhere Erwartung an ihre eigene Leistung für die Patienten haben, und sich durch weniger zeitliche Zuwendung eher negativ einschätzen. Die Ärzte wiederum geben ihr Urteil vorwiegend unter dem Eindruck der kürzeren Verweildauer ab, die für sie selbst andere Anforderungen an den Entscheidungsprozessen und die Arbeitsorganisationen bedeutet. Indirekt erzeugen also traditionelles Berufsverständnis, kürzere Verweildauern und höhere Fallzahlen das Qualitätsurteil. Diesen Beurteilungsprozess hat DRG zwar gefördert, aber nicht ausgelöst (ZQ, o.D.).

Ein sehr hoher Anteil von 83% der Patienten ist mit der Qualität der Krankenhausversorgung insgesamt zufrieden. Diese sehr guten Bewertungen bestätigen zum einen das Phänomen einer häufig sehr hohen Patientenzufriedenheit, zum anderen mag mangelnde Motivation zu differenzierten Antworten eine Rolle gespielt haben. Häufig sind gerade ältere Patienten eher noch so eingestellt, Dinge auszuhalten und keine Kritik zu üben, also ein noch sehr traditionelles Patientenselbstverständnis.

Nur 44% der Zuweiser bewerten die Versorgungsqualität in den Krankenhäusern ihrer Umgebung als gut bis hervorragend, von allen Befragungsergebnissen die niedrigste Einschätzung des Qualitätsniveaus. 15% bewerten die Krankenhausqualität als schlecht, und mit 70% nehmen die einweisenden Ärzte am deutlichsten eine Verschlechterung der Qualität seit der DRG-Einführung wahr. Hierfür geben 23% der Einweiser als Ursache die frühere Entlassung oder die Entlassung am Wochenende an, auf die weder die Patienten noch der ambulante Sektor vorbereitet sind. Vielfach kann also das Entlassungsmanagement noch nicht die kürzeren Verweildauern kompensieren, wie es durch optimale Überleitungsprozesse möglich wäre. Auch dies kein unmittelbar DRG-Einführungs-Effekt.

In den Interviews mit 22 Experten aus Politik, Verbänden und Fachgesellschaften im Gesundheitswesen haben 16 übereinstimmend zum Ausdruck gebracht, dass die Qualität der Versorgung seit der DRG-Einführung im Wesentlichen gleich geblieben sei; drei sehen sogar eine Verbesserung. Lediglich drei Experten beobachten eine Verschlechterung der unmittelbaren Versorgungsqualität - wobei die Defizite, wie oben beschrieben, insbesondere der bislang nicht gelungenen Vernetzung zwischen stationärem und ambulantem Sektor geschuldet sind (ZQ, o.D.).

3.1 Ergebnisorientierte und leistungsorientierte Vergütung

Anhand der Qualität der Behandlung wird hier die ergebnisorientierte Vergütung für medizinische Leistungen definiert. Für eine Art dieser Vergütungen, muss eine Behandlung vorliegen, sollte der Kunde beispielsweise keinen Zugang zu einer bestimmten Leistung bekommen, kann die ergebnisorientierte Vergütung nicht greifen. Durch die Definition der ergebnisorientierten Vergütung wird deutlich, dass die Definition der Qualität eine zentrale Bedeutung erhält. Um eine ergebnisorientierte Vergütung umsetzen zu können, sind entscheidende Kriterien wie die Messbarkeit und die Festlegung des Qualitätsbegriffs erforderlich.

Die Abgrenzung zwischen Ergebnisorientierung und Leistungsorientierung ist essentiell. Leistungsorientierung ist ein Begriff aus der Krankenhausgesetzgebung, jedoch ist diese nicht genau definiert. Es kann ausschließlich aus dem Zusammenhang der Krankenhausfinanzierung entnommen werden, dass es die Angemessenheit der Höhe der Vergütung im Hinblick auf den betriebswirtschaftlichen Aufwand für eine medizinische Leistung beschreibt. Das DRG-System ist daher eine leistungsorientierte Vergütung. Die ergebnisorientierte Vergütung bezahlt die Qualität des Ergebnisses und nicht den Aufwand. D. h. wurde bei einer Behandlung ein geringer Aufwand betrieben und erhalte eine hohe Vergütung so spricht man von einer leistungsorientierten Vergütung. Wurde bei der Behandlung ein gutes Ergebnis erzielt und erhalte dadurch eine hohe Kostenrückerstattung, hat hier die ergebnisorientierte Vergütung gegriffen. Leistungsorientierung und Ergebnisorientierung bedingen sich nicht und können daher ohne die andere umgesetzt werden (Lügen et. al. 2002b).

3.2 Pflegerische Aspekte

Im nachfolgendem werden nach der allgemeineren Betrachtung im Punkt 3.0 Behandlungsqualität, auf einzelne pflegerische Aspekte wie die Pflegepersonalsituation und die Veränderung der Tätigkeit durch die DRG-Einführung 2004 in Deutschland genauer betrachtet und erläutert.

3.2.1 Pflegepersonalsituation

Personal- und Zeitknappheit kennzeichnet das Bild in deutschen Krankenhäusern. International und national ist eine enorme Arbeitsverdichtung seit der DRG-Einführung in der Pflege zu beobachten. Der Zeitmangel kann die Konsequenz der schlechten Versorgungsqualität mit sich ziehen. Der demographische Wandel im Hinblick auf die immer älter und dadurch mehr werdenden Patienten und die schwachen Geburtenrat die zur Folge haben, dass immer weniger junge Menschen eine Berufsausbildung zur Gesundheits- und Krankenpflegerin ausüben, verschärft die Situation.

Im DRG-System wird die Pflege derzeit über eine indirekte Orientierung an der Pflegepersonalregelung berücksichtigt. Dabei wird jedoch nicht der pflegerische Bedarf der Patienten oder der tatsächlich geleistete pflegerische Aufwand erfasst, sondern es erfolgt lediglich eine an der Bezugsgröße Pflegepersonalregelung-Minuten orientierte Verteilung der Personal-Ist-Kosten. Damit werden pro Fallgruppe die kalkulierten Pflegekosten reduziert wenn die Personalkosten verringert werden. Den Krankenhäuser steht es frei von der Kalkulation abzusehen, jedoch ein zu hohe Personalbesetzung führt zu sinkenden Erlösen.

Inwieweit sich die gegenwärtige Betreuungssituation in der Pflege in Folge der DRG-Einführung verbessert bzw. verschlechtert hat, ist anhand öffentlich zugänglicher Daten und Informationen nicht abschließend zu klären. Jedoch lassen sich aus den oben genannten Gründen und auch die Tatsache im Punkt drei Behandlungsqualität, das die Pflege seit 2004 die Pflege tendenziell schlechter einstuft, schließen, dass die Gefahr der niedrigen Wertschätzung und dadurch resultierende Personalknappheit durch die DRGs manifestiert werden kann (Thomas et. al., 2014).

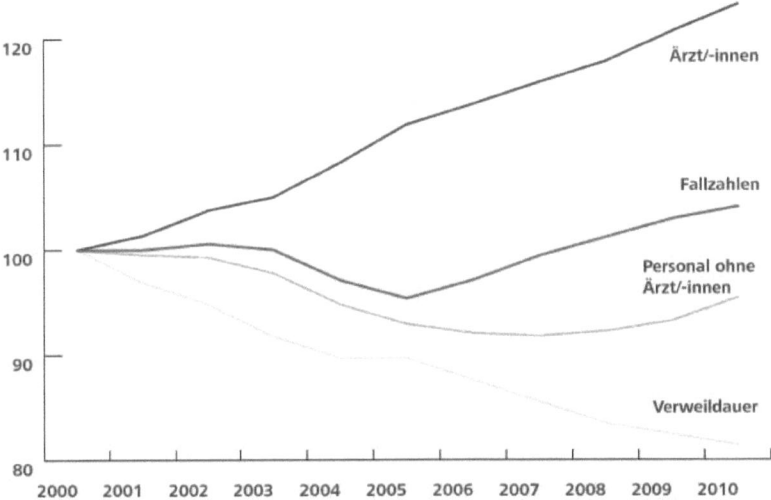

Abb. 3   Darstellung der Personellen, Fallzahlen und Verweildauerveränderung von 2000 bis 2010.

15

Diese Grafik zeigt auch nochmal auf, dass eine deutliche personelle Veränderung seit der Testphase 2003, Einführung-DRG, zu verzeichnen ist. Die Ärztezahlen und die Fallzahlen haben deutlich zugenommen währenddessen die Anzahl der Pflegenden und erwartungsgemäß die Verweildauer abnimmt.

Wichtig gilt es hier zu erwähnen, dass die Arbeit von Thomas et. al. im Auftrag von Verdi erfasst wurde und damit ein gewisser Interessenskonflikt zu berücksichtigen ist. Im Punkt der Diskussion wird darauf näher eingegangen.

3.2.2 Veränderung der Tätigkeitsbereiche

Grundsätzlich kann gesagt werden, dass die DRG-Einführung nicht zu Veränderungen im Tätigkeitsfeld der Pflegekräfte geführt hat. Jedoch vor dem Hintergrund der Umstrukturierung der Finanzierung wird dies vielfältig von Experten diskutiert. Einrichtungen und Ärzteverbände gehen davon aus, dass trotz der mehr Schaffung von Ärztestellen, die Arbeitsbelastung der Ärzte in Kliniken weiterhin sehr hoch bleibt. 2006 konnten laut eignen Angaben der Krankenhäuser, 28% der Arbeitsstellen für Ärzte nicht besetzt werden, auch hier ist wieder ein Problem des demografischen Wandels zu verzeichnen. Daher werden die Tätigkeitsfelder für Pflegende in Krankenhäusern neu diskutiert. Hier stellt sich die Frage, welche ärztlichen Tätigkeiten Pflegekräfte künftig übernehmen können und welche pflegerischen Maßnahmen an Hilfskräfte abgegeben werden sollen. Das Ausland ist in diesem Punkt Deutschland einen Schritt voraus. Dort bietet sich die Möglichkeit, der akademisch qualifizierte Fachkraft, die Aufgaben der Mediziner übernimmt, die hierzulande noch ausschließlich Medizinern vorbehalten sind. Dieser Punkt sollte nicht unbeachtet bleiben, da dies den Beruf der Gesundheits- und Krankenpflegerin wieder aufwerten würde und somit das Problem des demografischen Wandels etwas entgegengewirkt werden könnte (Rau et. al, 2009).

4 Diskussion

Mit diesem an deutsche Verhältnisse angepassten und auf deutschen Daten basierenden G-DRG- System steht eine deutsche DRG-Variante zur Verfügung, die den Namen „German-DRGs" verdient. Trotz der aufgezeigten Schwächen verfügt das Gesundheitswesen in Deutschland über ein funktionierendes DRG-System, auf der die Anwendung einer pauschalisierten Vergütung von Krankenhausleistungen stattfindet.

Die politische Zielsetzung, mit dem Instrument eines pauschalierten Entgeltsystems für die stationäre Versorgung eine nachhaltige, qualitative, transparente und wirtschaftliche Veränderungsdynamik anzustoßen, ist bisher nur in Ansätzen erreicht worden. Auf die Herausforderung der Effizienz- und Qualitätssteigerung ist in den Krankenhäusern nicht im ganzen Umfang und mit der erforderlichen Konsequenz reagiert worden, was zum Beispiel das Fallsplitting und die Erhöhung der Fallzahlen deutlich zeigt. Die zielgerichtete Prozessorientierung mit Vorteilen für die Krankenhäuser, Personal, Patienten und Qualität wurde noch nicht ausgeschöpft.

Es ist jedoch schwierig einen Gesamtüberblick über die Qualität der DRG-Einführung zu bekommen. Wie im Text schon kurz erwähnt wurde, spielen Interessen zum Thema DRG eine große Rolle. Leistungserbringer und Leistungsempfänger stoßen da immer wieder auf verschiedene Daten, Erfahrungen und Meinungen. Daher ist es wichtig, jeden Bericht oder alle Daten kritisch zu hinterfragen.

Wenn einer der größten Missstände bzw. Fehler der DRG-Einführung diagnostiziert werden soll, dann muss von der Schnittstelle zwischen stationärer und ambulanter Versorgung gesprochen werden. Bei der Einführung der DRG ist versäumt worden, Zuständigkeiten und Finanzierungsmodalitäten für eine durchgängige, sektorübergreifende Patientenversorgung festzulegen. Wie auch im Punkt „Nachteil von der DRG" schon angestoßen wurde. Die vorhandene Problematik im übergreifenden Versorgungsbereich hat sich durch die Verweildauerverkürzung weiter verstärkt. Die Patienten sind aktuell geduldig und zufrieden wie auch im Punkt Behandlungsqualität gezeigt wird. Jedoch bleibt abzuwarten, inwieweit dieses traditionelle Patientenverständnis, wenig fordernd, informiert und mitentscheidungsfähig, die traditionell gestalteten Versorgungsabläufe und die noch nicht optimalen Überleitungsprozesse toleriert.

Die erhofften Einsparungen durch das DRG-System sind bisher nicht eingetreten. Krankenhäuser umgehen das System durch das beschriebene Fallsplitting und die Spezialisierung. Dadurch werden die Fallzahlen und Kosten für das Gesundheitssystem erhöht und die Behandlungsdauer künstlich in die Länge gezogen. Das ist nicht im Sinne des DRG-System und vor allem nicht von der Patient und der Gesellschaft. Hier ist die Politik, mit Patientenaufklärung und Regelungen die das verhindern, gefordert. Durch Gesetze wurde bereits versucht das Phänomen ein zu dämmen, jedoch ohne Erfolg, da die Fallzahlen weiter steigen. Das beschriebene Rosinenspicken konnte bisher nicht bestätigt werden, jedoch ist hier zu hinterfragen ob gewisse Krankheitsbilder, welche nicht erlösbringend orientiert sind, direkt nach einer ambulanten Versorgung in der Notaufnahme wieder nach Hause entlassen werden.

Hierbei ist im Gegenzug auch zu erwähnen, dass die DRG zu höheren Einsparungen führen könnte, wenn die Fallzahlen gesenkt werden, was im Sinne der Gesellschaft wäre. Krankenhäuser arbeiten jetzt transparenter und im höheren Konkurrenzdruck, was sich positiv auf die Versorgung niederlegen kann. Jedoch stellt sich immer wieder die Frage, weshalb die Gesundheitspolitik Zahlen diesbezüglich unter Verschluss hält? Krankenkassen wie zum Beispiel die AOK befürworten das System, was wiederum ein Indiz für Kosteneinsparung ist, da diese möglichst wenig Kosten erzielen.

5 Fazit

Krankenhäuser müssen ihre Strategie stärker an den Zielen einer effizienten und qualitätsorientierten Patientenversorgung ausrichten. Qualität als künftig wichtiges Alleinstellungsmerkmal und Transparenz über das Leistungsgeschehen werden dies erfordern. Prozessorientierung muss intern und mit externen Kooperationspartner sektorübergreifend aktiv vorangetrieben werden.

Im Hinblick auf die personellen Probleme, muss den Berufsgruppen in den Krankenhäusern wie Ärzte und Gesundheits- und Krankenpflegern deutlich gemacht werden, dass nicht allein der Qualitätsanspruche sondern die Komponente Wirtschaftlichkeit sich ebenfalls einander bedingen. Durch ein wirtschaftlicheres Arbeiten, wird sich die Arbeitsbelastung in den Gesundheitsberufen mindern.

Die Politik ist gefordert Bildungsmaßnahmen für die Weiterentwicklung für Gesundheits- und Krankenpflegern auf den Weg zu bringen. Es gilt den Beruf aufzuwerten und den Berufsgruppen ebenfalls Aufstiegsmöglichkeiten zu bieten. Gerade im Hinblick auf den demografischen Wandel muss dieses Ziel in der Gesundheitspolitik diskutiert werden.

Grundsätzlich sollte immer das höchste Ziel sein, im Interesse der Allgemeinheit zu handeln. Jedoch wurden die Krankenhäuser von der Politik einen zu hohen Kostendruck ausgesetzt um diese Ziel umzusetzen, hätten diese jedoch in den vergangen Jahren wirtschaftlicher und dadurch auch im Interesse der Gesellschaft gearbeitet, würden die jetzigen Probleme nicht im Raum stehen. Gesagt werden kann, das die Qualität nach heutigem Wissenstand, ohne empirischen Beweis, keine Veränderungen erfahren hat.

V Literaturverzeichnis

Bergers, M. (2001). *Das momentane Vergütungssystem vs. DRG-System*. Verfügbar unter: https://www.uke.de/kliniken/kinderklinik/downloads/klinik-kinder-jugendmedizin/v_pflege_drg.pdf (06.02.2015)

Destatis, Statistisches Bundesamt (2012). *Gesundheit – Kostennachweis der Krankenhäuser*. Verfügbar unter: https://www.destatis.de/DE/Publikationen/Thematisch/Gesundheit/Krankenhaeuser/Kostenna chweisKrankenhaeuser2120630137004.pdf?__blob=publicationFile (16.01.2015).

De Zeeuw, J., Baberg, H. (2006). *Medizinische Klinik –Intensivmedizin und Notfallmedizin-*. Heidelberg: Springer Medizin Verlag.

DKG, Deutsche Krankenhausgesellschaft (2011). Pressemitteilung – DKG stellt Studie zur Krankenhausabrechnung. Verfügbar unter: http://www.dkgev.de/dkg.php/cat/38/aid/8672 (06.02.2015)

Flintrop, J. (2011). Der Gesetzgeber soll es richten – Der Konflikt zwischen Krankenhäusern und den Krankenkassen über die Qualität der Rechnungsstellung in den Kliniken eskaliert. Verfügbar unter: http://www.aerzteblatt.de/pdf/108/42/a2190.pdf (06.01.2015).

Groß, D., Jakobs, E.V. (2007). E-Health und technisierte Medizin: neue Herausforderungen im Gesundheitswesen. Münster: Lit Verlag.

Hahne, B. (2011). Qualitätsmanagement im Krankenhaus, Konzepte, Methoden, Implementierungshilfen. Düsseldorf: Symposion Publishing GmbH.

InEK, Institut für das Entgeltsystem im Krankenhaus (2011). *G-DRG Begleitforschung gemäß § 17b Abs. 8 KHG – Endbericht des zweiten Forschungszyklus (2006-2008) der IGES Institut GmbH*. Verfügbar unter: http://www.aok-gesundheitspartner.de/imperia/md/gpp/bund/krankenhaus/drg_system/begleitforschung/kh_dg r_begleitforschung_benutzeranleitung.pdf (06.01.2015).

IOM, Institute of Medcine (1990). *Policy 1, Definition of Medical Quality.* Verfügbar unter: http://www.acmq.org/policies/policies1and2.pdf (25.01.2015).

Dr. Knorr, G. (2003). Probleme der Grundversorgungskrankenhäuser im DRG-System-Spezialisierung als Ausweg? In: das Krankenhaus, Nr. 9, 2003, S. 679 – 682.

Kölking, H. (2007). DRG und Strukturwandel in der Gesundheitswirtschaft. Stuttgart: Kohlhammer GmbH.

Lüngen, M., Lauterbach, K.W. (2002a). *Führen DRG zur Spezialisierung von Krankenhäusern?* Stuttgart: Georg Thieme Verlag

Lügen, M., Lauterbach, K.W. (2002b). *Gesundheitsmanagement, Ergebnisorientierte Vergütung bei DRG.* Berlin, Heidelberg: Springer-Verlag

Lüngen, M. und Lauterbach, K.-W. (2001). *Verbessern oder verschlechtern DRGs die Versorgungsqualität?* Verfügbar unter: http://www.bdc.de/index_level3.jsp?documentid=75FE4A215E9F7136C1256B13007C2AF6 &form=Dokumente (25.01.2015).

Rau, F., Roeder, N., Hensen, P. (2009). Auswirkungen der DRG-Einführung in Deutschland, Standortbestimmung und Perspektiven. Stuttgart: Kohlhammer Verlag

Sens, B., Wenzlaff, P., Pommer, G., Hardt, H. (2010). *Auswirkungen der DRG-Einführung – Die Qualität hat nicht gelitten.* Verfügbar unter: http://www.aerzteblatt.de/archiv/67293/Auswirkungen-der-DRG-Einfuehrung-Die-Qualitaet-hat-nicht-gelitten (25.01.2015)

Sens, B., Wenzlaff, P., Pommer, G., Hardt, H. (k. D.). *Auswirkungen von DRGs auf Organisationen, Professionals, Patienten und Qualität.* Verfügbar unter: http://www.hplus.ch/fileadmin/user_upload/Veranstaltungen/H__Fachseminar/2010/Deutsch/ 07_DRG_Projekt_Kurzfassung.pdf (06.02.2015)

Stausberg, J. (2009). *DRG-System: ein Erfolgsmodell?.* Verfügbar unter:
http://www.aerzteblatt.de/archiv/63266/DRG-System-Ein-Erfolgsmodell (25.01.2015).

Sievert, J. (2011). Möglichkeiten der Abrechnungsmanipulation im Krankenhaus. Upcoding,
Downcoding und Abrechnen nicht notwendiger Leistungen. Berlin: Logos Verlag.

Thomas, D., Reifferscheid, A., Pomorin, N., Wasern, J. (2014). *IBES Diskussionsbeitrag,
Instrumente zur Personalbemessung und –finanzierung in der Krankenhauspflege in
Deutschland.* Verfügbar unter:
http://www.google.de/url?sa=t&rct=j&q=&esrc=s&source=web&cd=1&ved=0CCEQFjAA&
url=http%3A%2F%2Fgesundheitspolitik.verdi.de%2F%2B%2Bfile%2B%2B5407f2ffaa698e
36700005a3%2Fdownload%2FDP%2520204-Wasem-
endg.pdf&ei=cTDXVJgNg6zsBvbXgKgJ&usg=AFQjCNElfQjxCMBHoiGm11WoWmdxNC
YthA&bvm=bv.85464276,d.ZGU (07.02.2015).

Zielke, K. (2004). Marketing und Innovationsmanagement, Qualität komplexer
Dienstleistungsbündel, Operationalisierung und empirische Analysen der
Qualitätswahrnehmung am Beispiel des Tourismus. Wiesbaden: GWV Fachverlage GmbH

ZQ, Zentrum für Qualität und Management im Gesundheitswesen (o. D.). *Auswirkungen von
DRGs auf Organisationen, Professionals, Patienten und Qualität.* Verfügbar unter:
http://www.hplus.ch/fileadmin/user_upload/Veranstaltungen/H__Fachseminar/2010/Deutsch/
07_DRG_Projekt_Kurzfassung.pdf (06.02.2015

BEI GRIN MACHT SICH IHR WISSEN BEZAHLT

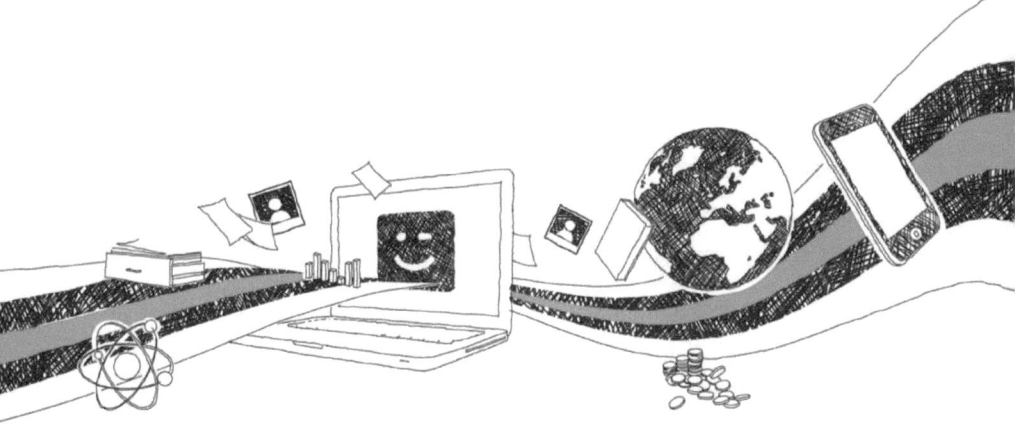

- Wir veröffentlichen Ihre Hausarbeit, Bachelor- und Masterarbeit

- Ihr eigenes eBook und Buch - weltweit in allen wichtigen Shops

- Verdienen Sie an jedem Verkauf

Jetzt bei www.GRIN.com hochladen und kostenlos publizieren

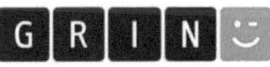